ÉTUDES THÉORIQUES

ET EXPÉRIMENTALES

SUR LE VIRUS VACCIN D'ENFANT ET DE REVACCINÉ.

ÉTUDES THÉORIQUES

ET EXPÉRIMENTALES

SUR LE

VIRUS VACCIN D'ENFANT

ET

DE REVACCINÉ,

par le docteur P.-D. LALAGADE,

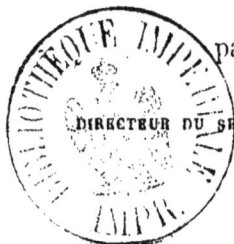

DIRECTEUR DU SERVICE DE LA VACCINE POUR LE DÉPARTEMENT DU TARN.

Le virus vaccin pris sur un bouton *irréprochable* de revacciné, est aussi fécond, aussi actif et aussi préservateur que le virus vaccin pris sur un bouton d'enfant.

PARIS,

Chez J.-B. BAILLIÈRE, Libraire de l'Académie impériale de médecine, rue Hautefeuille, 19.

1858

INTRODUCTION.

Dans notre dernière publication (*) nous avons prouvé qu'une seule vaccination est insuffisante pour préserver infailliblement tous les vaccinés des atteintes de la petite vérole. Nous avons démontré non-seulement les immenses avantages de la revaccination, mais encore l'absolue nécessité de cette excellente pratique.

Nous n'avons rien à ajouter aujourd'hui à notre démonstration.

Le dernier rapport de l'académie impériale de médecine à Son Excellence M. le Ministre de l'agriculture, du commerce et des travaux publics, a signalé de très nombreux succès de vaccine supplémentaire et constaté l'opinion d'un grand nombre de vaccinateurs, partisans dévoués de cette doctrine. Cette compagnie savante s'est déclarée officiellement en sa faveur, et a émis le vœu que le Gouvernement prenne des mesures pour favoriser sa propagation en France.

(*) *Études sur la revaccination.* — Décembre 1856.

Au commencement de cette même année, Son Excellence M. le Ministre de la guerre a adressé aux médecins de l'armée des instructions qui leur ont prescrit de procéder immédiatement à une revaccination générale. A l'avenir toutes les recrues seront revaccinées à leur arrivée dans les corps.

L'armée et la nation sont reconnaissantes au maréchal Vaillant de sa haute sollicitude pour la santé de nos braves soldats. Dans un avenir très prochain, Son Excellence aura le bonheur, comme savant et comme ministre de la guerre, de constater, par l'extinction de la mortalité à la suite de la petite vérole dans l'armée, les immenses bienfaits de la revaccination.

Nous faisons des vœux bien ardents pour que ce grand exemple soit suivi dans les autres ministères de l'empire. Espérons que bientôt la revaccination sera généralement pratiquée dans notre belle et bien aimée patrie.

Dans la pratique de la vaccine secondaire, il est une question de la plus grande importance, c'est celle de savoir si le virus vaccin de revacciné inoculé aux enfants, aux adultes, aux vaccinés, est aussi actif, aussi préservateur que le virus vaccin d'enfant.

Cette question, disons-nous, est de la plus haute importance, car elle intéresse non-seulement le présent et l'avenir de la vaccine supplémentaire, mais elle est du plus grand intérêt pour la pratique de la première vaccine.

Le virus vaccin pris sur des boutons *irréprochables* de revacciné et le virus d'enfant ont-ils les mêmes propriétés ? Sont-ils identiques ?

Peut-on employer, *indifféremment*, les deux virus pris à ces deux sources ?

Doit-on utiliser le virus vaccin de revacciné toutes les fois que l'on n'a pas à sa disposition du virus vaccin d'enfant?

Telles sont les propositions dont nous n'avons point à démontrer toute l'importance , évidente pour tous , que nous allons étudier dans notre travail.

Depuis dix-sept années nous poursuivons la solution de ces questions. Nous soumettons à nos lecteurs le résultat de nos longues méditations , basées sur de nombreuses expériences , sur de nombreux faits constatés et recueillis avec une religieuse attention.

Nous dirons quelques mots sur l'origine de la vaccine.

Nous ne nous livrerons point à de longues dissertations sur la constitution physique, sur la nature intime du virus vaccin. Nous sommes profondément convaincu que , ni le physicien avec son merveilleux microscope le plus perfectionné , ni le chimiste avec ses réactifs les plus puissants, n'arriveront jamais à découvrir l'élément principal , le principe créateur , le *quid divinum* du précieux préservatif.

Nous nous contenterons de mentionner les quelques études que nous avons faites sur ce sujet , plutôt dans les intérêts de notre satisfaction d'expérimentateur, que dans l'espoir de pénétrer , même de loin , les mystérieux secrets de la nature.

Nous décrirons les effets immédiats de l'inoculation vaccinale. Nous étudierons , comparativement , les symptômes produits dans l'économie humaine par le virus vaccin d'enfant, par le virus vaccin d'adulte , et surtout par le vaccin de revacciné.

Nous concentrerons tous nos efforts pour démontrer *l'identité* de la préservation. C'est ce dernier point qui fera toute la force ou toute la faiblesse de notre ouvrage.

Notre but principal et unique est, dans notre travail, de mettre sous les yeux des vaccinateurs un nombre de faits capables, sinon de leur donner toutes nos convictions, du moins de les aider dans leurs recherches de la vérité.

L'appel que nous faisons à tous nos confrères sera très-certainement entendu, car il n'est pas possible, dans la pratique de la vaccine, de rester dans le doute au sujet des propriétés négatives, douteuses ou affirmatives du virus vaccin de revacciné. La santé publique, l'intérêt de nos populations et des générations à venir exigent rigoureusement la solution, *la plus prochaine possible*, de cette importante question.

En temps d'épidémie de petite vérole, dans les revaccinations de l'armée, des écoles, des établissements publics, etc., on est souvent dans l'impossibilité d'avoir du virus vaccin d'enfant; il est utile, il est nécessaire, dans ces circonstances, de savoir si l'on *peut*, si l'on *doit* employer le virus vaccin de revacciné que l'on a à sa disposition.

A côté de ce puissant mobile qui motive suffisamment notre publication, nous poursuivons un autre but qui, quoique secondaire, nous touche de très-près.

Ici, comme dans toutes les habitudes de notre vie, nous dirons toute notre pensée avec la franchise la plus complète.

Depuis longtemps et dans beaucoup de circonstances nous avons employé et nous employons le virus vaccin de revacciné.

Exceptionnellement, et avec des instructions spéciales, nous avons adressé et nous adressons ce virus à nos confrères et aux sages-femmes.

A côté de nous, des confrères habiles, des hommes honorables, pour lesquels nous avons la plus grande estime et qui nous honorent de leur amitié, ne partagent point notre opinion sur le virus vaccin de revacciné et censurent hautement notre pratique. *

Si ces blâmes étaient connus par notre population, s'ils venaient à se propager dans notre département, la confiance dans la vaccine pourrait en recevoir une atteinte fâcheuse.

Pour répondre aux exigences de la mission qui nous a été confiée par l'administration supérieure, nous devons prouver, *sans retard,* à l'autorité qui veille avec tant de sollicitude à tous les intérêts du département, au conseil général qui nous honore de tous ses encouragements, et aux populations, que nous n'agissons qu'avec connaissance de cause, et non par un entrainement de théorie que rien ne pourrait légitimer. Quand on remplit des fonctions publiques, des fonctions qui intéressent essentiellement la santé de ses semblables, il ne suffit point d'avoir l'approbation de sa conscience, d'avoir une conviction profonde, il faut encore justifier et sa doctrine et sa pratique devant des juges compétents.

Comme directeur du dépôt du précieux préservatif pour le département du Tarn, nous ne faillirons point à notre devoir. D'ailleurs notre temps et notre existence appartiennent à la propagation de la vaccine, que nous regardons comme la plus grande découverte, comme le plus grand bienfait que la médecine ait donné à l'humanité.

Nous sommes heureux de porter notre cause devant le corps médical, ce juge suprême de toutes les questions qui touchent à l'hygiène publique.

Nous osons espérer que nous prouverons d'une manière suffisante et la *bonne constitution* du virus vaccin de revacciné pris sur des boutons irréprochables, et sa *vertu préservatrice.*

Si , après l'appel que nous faisons à *tous* nos confrères ,
des faits opposés aux nôtres venaient mettre le *moindre*
doute dans notre esprit , nous nous empresserions de
renoncer complètement à l'emploi du virus vaccin de revacciné : mais nos expériences et nos convictions nous disent
que l'observation et le temps , ces deux juges sans appel,
ne peuvent que consacrer la vertu préservatrice du virus
vaccin de vaccine supplémentaire , que sanctionner notre
doctrine et donner raison à notre pratique.

Septembre 1858.

CHAPITRE PREMIER.

Quelques mots sur l'origine, les caractères physiques et la constitution chimique du virus vaccin.

La vaccine — vacca des français, cow-pox des anglais — est-elle une maladie spontanée ? ou bien la vaccine est-elle une maladie causée par des éléments étrangers, par l'inoculation , par exemple , de la maladie des *eaux aux jambes* du cheval ou de tout autre solipède. La dernière de ces opinions était celle de Jenner et du plus grand nombre de ses disciples. L'immortel auteur de la découverte de la vaccine s'appuyait sur cette particularité que toutes les fois qu'on constatait le cow-pox chez une vache , on trouvait dans la même étable un cheval ou un autre solipède qui avait la maladie des *eaux aux jambes.*

De nos jours quelques vaccinateurs pensent que l'affection des *eaux aux jambes* , le *the grease* des anglais, le *mauke* des allemands , donne non-seulement le cow-pox aux vaches , mais qu'elle produit , par son inoculation , directement la vaccine chez l'homme. On a cité des expériences , des faits. En avril 1856 , MM. les docteurs Manoury et Pichot ont communiqué à l'académie impériale de médecine une observation qui tendrait à établir la vérité de cette théorie. Les très nombreuses observations qui ont été constatées d'inoculation directe des *eaux aux jambes*, depuis Jenner jusqu'à aujourd'hui, et qui ont répondu aux expérimentateurs par des résultats négatifs, prouvent que les faits invoqués ont une origine qui en a imposé à nos honorables confrères. M. Depaul dit, dans son remarquable rapport du 17 novembre 1857, sur les vaccinations pratiquées en France pendant l'année 1855, page 11 : « Au fait communiqué à l'académie par MM. Manoury et Pichot on a opposé un grand nombre d'autres faits provoqués ou spontanés de contact et d'inoculation à l'homme du liquide des *eaux aux jambes*, de tous âges, de toutes nuances, et dans lesquels on n'a eu à observer que des résultats négatifs. »

Quant à l'influence des *eaux aux jambes* sur la production de la vaccine chez la vache, nous pensons qu'elle *peut* être réelle ; mais pour nous, aucun fait authentique ne prouve matériellement que la vaccine ne soit point une maladie spontanée. Nous sommes porté à penser que la vaccine est une maladie *naturelle* à la vache. Nous aimons à espérer qu'un jour la science, puissamment aidée par des observations plus nombreuses et plus complètes, pourra avoir des données certaines sur cette importante question.

D'un autre côté, MM. Robert, de Marseille, Brachet, de Lyon, et Des Alleurs, de Rouen, hommes haut placés dans la science, prétendent que le cow-pox naturel, que la vaccine primitive n'appartiennent point à la vache. Ils professent que c'est l'homme qui a donné la petite vérole à la vache et que la vache lui a rendu la vaccine. Leur théorie conclut à l'adoucissement de la petite vérole par le lait de la vache. Ces expérimentateurs ont imaginé de créer de toutes pièces et à volonté du virus vaccin, en mêlant une goutte de virus variolique avec une goutte de lait. M. Robert, qui paraît être le premier inventeur de cette découverte, dit : « L'inoculation du virus varioleux à la vache produit le » même miracle que la greffe opère sur les arbres par » l'amélioration des fruits. »

Cette merveilleuse transformation serait un fait extrêmement heureux, en temps d'épidémie de petite vérole, alors surtout que l'on manquerait de virus vaccin. On prendrait à la contagion ses armes pour les retourner contre elle-même.

Pendant l'épidémie de petite vérole qui a régné à Albi, dans l'année 1857, nous avons fait taire un instant la répugnance extrême que nous éprouvons contre toute inoculation variolique. Nous avons opéré, dans quelques expériences, comme le conseillent nos honorables confrères. Nous avons obtenu des boutons d'insertion ressemblant beaucoup aux boutons de vaccine, mais non identiques quoique analogues. Nos inoculés nous ont toujours présenté une éruption supplémentaire. Nous avons obtenu des varioles très bénignes, il est vrai, mais c'étaient de véritables varioles.

Quand on a le bonheur de posséder la vaccine, l'inoculation varioleuse est, suivant nos appréciations, un fait de *lèse-humanité*. L'observation a constaté des exemples (à peu près 2 p. %) de morts par l'inoculation variolique ; on a vu des inoculés horriblement défigurés, perdre la vue, etc. Dangereuse pour les individus, elle a des inconvénients graves pour la société. Elle tend à multiplier la contagion en créant sans cesse de nouveaux germes.

Nous sommes intimement convaincu que ces expérimentateurs n'ont inoculé qu'un mélange variolique avec tous les bénéfices comme avec tous les inconvénients de la simple inoculation de la petite vérole.

Que devient la doctrine de la transformation du virus variolique en vaccine par l'intervention du lait de la vache, en présence de ce simple raisonnement. Nos expériences d'accord avec les belles expériences de M. Bousquet, de l'académie impériale de médecine (nouveau traité de la vaccine et des éruptions varioleuses, — 1848, pages 453, 454, 455, 456 et 457), prouvent que l'inoculation vaccinale a de l'action sur les veaux, sur les génisses. D'après ce fait, il est infiniment probable que les génisses, les veaux, étant sensibles à la vaccine, sont sujets à avoir le cow-pox naturel. Nos suppositions se basent sur ce que dans nos très nombreuses expérimentations nous n'avons jamais pu obtenir des boutons de vaccine chez les animaux réfractaires à la contagion variolique. Nous n'avons pas noté la moindre efflorescence vaccinale chez les lapins, les chiens, les poules, les canaris, etc., etc. Nous sommes persuadé que la vaccine inoculée à la race bovine est l'équivalent du cow-pox spontané. Le cow-pox *artificiel* doit être au veau, à la génisse, à la vache, par rapport à la picote, ce qu'est à l'homme l'inoculation variolique par rapport à la petite vérole.

Si jusqu'ici on n'a découvert le cow-pox qu'aux mamelles des vaches *laitières*, c'est, nous le croyons, parce que ces parties sont mieux exposées pour les inoculations accidentelles ; c'est parce que là, notre examen, nos investigations sont plus faciles. Et si le veau, si la génisse ont ou peuvent avoir le cow-pox spontané, que devient l'intervention du lait de la vache sur l'admirable et heureuse création de la vaccine ?

Poursuivons :

La vache, d'après la théorie de MM. Robert, Brachet et Des Alleurs, changerait le virus variolique en vaccine ! Mais pour cela, la variole inoculée par l'homme pénètrerait dans l'économie de la vache, y produirait des symptômes soit locaux, soit généraux, qui caractérisent une véritable maladie ; symptômes que l'on a constatés chez la vache atteinte du cow-pox ; et vous voulez comparer ce grand travail, ce travail qui s'opère dans toute l'organisation de la vache, avec le simple mélange de ce même virus variolique, sur une simple plaque de verre, avec une goutte de lait, sans l'influence d'un principe de vie, en dehors de tout principe organisateur ?

L'observation et le raisonnement prouvent, d'une manière évidente, que cette théorie n'a et ne peut avoir aucun fondement même de probabilité.

Il faut que l'orgueil et l'ambition de l'homme s'humilient devant la toute-puissance de Dieu, qui, dans le grand acte de la création, a donné des lois *immuables* à la reproduction de tous les êtres existants dans le monde.

Le vaccinateur ne pourra pas plus créer de virus vaccin que le plus grand naturaliste ne peut créer le plus infime des insectes.

Le philosophe et le savant s'inclinent, en les admirant et en reconnaissant leur impuissance, devant l'organisation intime d'une simple feuille d'arbre, devant la mystérieuse reproduction du brin d'herbe qu'ils foulent à leurs pieds.

Le cow-pox est à la vache ce que la petite vérole est à l'homme.

Ces deux maladies, quoique analogues, ne sont point identiques ; elles présentent, au contraire, des différences capitales.

Le cow-pox est une maladie qu'on *observe* très rarement chez la vache ; elle est caractérisée par une éruption *locale ;* elle n'est jamais *mortelle.*

La petite vérole est une maladie qui attaque presque infailliblement l'homme ; elle est constituée par une éruption *générale;* elle est très-souvent *meurtrière.*

Il n'est point dans notre pensée, il n'entre pas dans le cadre de notre travail de donner la description du cow-pox. Pour dépeindre utilement une maladie il faut l'avoir bien observée. Nous n'avons vu qu'une seule fois la vaccine spontanée et nous n'avons pas même eu la bonne fortune d'être prévenu à temps pour en suivre les différentes phases. Nous n'avons pu en constater que la période de dessication.

Dans plusieurs circonstances nous avons inoculé la vaccine à la vache. Plusieurs fois nous avons obtenu le cow-pox artificiel.

Nous n'avons jamais observé, dans la marche, dans les caractères des inoculations du cow-pox artificiel rapporté chez l'homme, de fait important qui puisse intéresser nos lecteurs. Ce vaccin *régénéré* à sa source n'a ni plus ni moins de qualités que le virus vacciu pris chez l'homme.

Virus vaccin. Du 5e au 8e, au 9e jour de l'inoculation du cow-pox à l'homme, la pustule vaccinale donne, après qu'on a ouvert, avec une lancette, les différentes cloisons qui la constituent, un liquide, en général, très clair, limpide comme le cristal de roche, visqueux ; il adhère à l'instrument, il s'épaissit et se dessèche vite au contact de l'air ; il prend alors le brillant d'un enduit gommeux.

Telles sont les propriétés, ou mieux les apparences physiques du virus vaccin au moment de la plénitude de son action, et chez l'individu qui le donne et pour celui qui le reçoit.

Nous l'avons examiné à la loupe, avec un microscope grossissant six cents fois, et nous n'avons pu constater qu'une transparence très remarquable.

Quant à sa composition chimique, la science a dû borner ses investigations dans la recherche des éléments qui lui servent de véhicule. Nous l'avons dit, le vaccinateur ne pourra jamais analyser ce qui *constitue* le virus vaccin proprement dit.

« La chimie ne nous a donné que des notions très peu
» satisfaisantes sur sa composition ; elle n'y a trouvé que
» de l'eau et de l'albumine ; il est certain pourtant qu'il y a
» quelque chose de plus subtil qui lui échappe, et il faut
» bien croire que ce qu'elle ne peut saisir est autrement
» important que ce qu'elle a découvert, puisque là réside le
» secret de toutes ses propriétés ; c'est un des nombreux
» exemples, en médecine, où la raison l'emporte et doit
» l'emporter sur les sens, malgré les prétentions de cette
» triste et stérile philosophie qui ne veut croire que ce
» qu'elle voit. » (Ouvrage déjà cité de M. Bousquet, p. 223.)

Dans nos expériences personnelles, expériences dans lesquelles nous avons été aidé par les lumières et l'habileté de deux chimistes distingués de notre ville, MM. Ferrand et Limouzin-Lamothe, pharmaciens, nous avons constaté, indépendamment de l'albumine et de l'eau, des chlorures que nous n'avons pu classer, quant à leurs bases.

S'il ne nous est pas permis de pénétrer dans les secrets de l'organisation mystérieuse du virus vaccin, nous avons du moins la satisfaction d'admirer son action sur l'économie humaine et de jouir de ses immenses bienfaits.

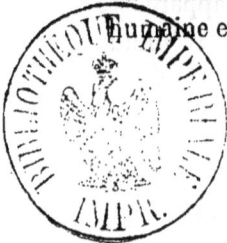

2

Tout le monde sait que la vaccine préserve de la cruelle et affreuse petite vérole ceux qui se mettent sous sa toute puissante protection.

Nous pensons avec Jenner et avec presque tous les vaccinateurs que le virus vaccin s'affaiblit à mesure que le bouton vieillit. Le vaccin est donc d'autant plus actif, d'autant plus préservateur qu'il est jeune. Quand le vaccin s'épaissit, quand il devient louche, quand il jaunit, il n'a plus la même énergie, il perd de sa vertu préservatrice. Dans ces conditions on n'obtient pas toujours des boutons, et quand on en obtient ils ne sont point aussi beaux, aussi bien accentués qu'avec le virus jeune. On n'a pas la même certitude pour la préservation.

CHAPITRE DEUXIÈME.

Études comparatives sur le virus vaccin d'enfant,
d'adulte et de revacciné.

Nos lecteurs connaissent aussi bien que nous la marche,
les caractères locaux et les symptômes généraux qui suivent
l'inoculation du virus vaccin chez l'enfant. Cependant il nous
paraît utile, nécessaire même de mettre ici sous leurs yeux
la description aussi rapide et aussi complète que possible
de la vaccine chez les enfants, afin de les mettre à même de
comparer, en face des faits, la vaccination des enfants avec
celle des adultes et, plus particulièrement, avec celle des
revaccinés. Nous abrégerons autant que possible les détails.
Notre ambition n'est point de *faire* un livre. Nous voulons
seulement démontrer une vérité, la vertu *anti-variolique*
du virus vaccin de *revacciné*.

Nous ne parlerons point des irrégularités, des compli-
cations que l'on a signalées et que nous avons plusieurs
fois constatées dans notre pratique vaccinale, suivant les
constitutions, les tempéraments, les saisons, les variations
atmosphériques, etc. Nous décrirons la vaccine des enfans
telle que nous l'avons vue dans la majorité des cas.

VACCINE D'ENFANT.

Dans les trois premiers jours qui suivent l'opération , on n'aperçoit rien ou presque rien. Il y a cependant une apparence de vie dans les piqûres, qui aide beaucoup le vaccinateur dans son pronostic.

Du troisième au quatrième jour , on découvre sur chaque piqûre une petite rougeur que l'on a comparée à la morsure d'une puce ; le doigt sent un petit engorgement, un petit tubercule. C'est le signal certain qu'il se fait dans l'organisation un travail intime : c'est le signe affirmatif de l'incubation vaccinale.

Du quatrième au cinquième jour, l'engorgement augmente et prend la forme d'un bouton.

Au sixiène jour, le bouton ne se développe plus en pointe, il s'élargit, se creuse au centre , blanchit, prend une couleur argentée , un reflet nacré, tout en conservant au milieu une petite *bride* terne qui forme un centre *ombiliqué* autour duquel rayonnent intérieurement une foule de petites cellules. On voit se former à sa base une aréole rouge.

Le septième jour, le bouton prend un plus grand développement, l'aréole est plus enflammée et plus étendue. Les bords du bouton sont plus saillants et font mieux ressortir l'aplatissement et l'enfoncement ombilical de la pustule.

Le huitième jour , la pustule est à son apogée de développement.

Le neuvième jour , l'aréole inflammatoire continue encore à s'étendre ; sa couleur rouge est plus vive , les parties sous-jacentes sont engorgées , et cet état cause quelquefois une vive chaleur et une forte démangeaison.

Le dixième jour, l'inflammation de l'aréole est aussi étendue, mais elle commence à pâlir ; la pustule est moins brillante, moins argentée ; on s'aperçoit que le liquide qu'elle contient ne doit plus être aussi limpide.

Le onzième jour, le bouton continue à se flétrir ; il brunit. Le cercle inflammatoire se retrécit en jaunissant.

Le douzième, le treizième jour, le bouton durcit ; sa couleur brune devient plus foncée ; il se change en une croûte noirâtre qui tombe du dix-huitième au vingt-cinquième jour.

A la place de la croûte on voit une cicatrice profonde, ronde, parsemée de petits points foncés, qui probablement correspondent aux différentes cloisons de la pustule. En général cette cicatrice est indélébile.

Du septième au neuvième jour, l'enfant éprouve un peu de malaise ; il est *inquiet ;* il se déclare une fièvre qui dans certaines circonstances passe inaperçue et pour l'enfant et pour la mère, et qui dans aucun cas ne saurait nuire en rien à la santé générale du vacciné.

VACCINE D'ADULTE.

Notre but principal étant d'étudier et de comparer le vaccin d'enfant avec celui de revacciné, nous ne dirons que quelques mots sur la marche, sur les caractères et les symptômes de la vaccine chez l'adulte : caractères et symptômes qui sont d'ailleurs à peu près identiques avec ceux que nous avons observés chez nos revaccinés.

L'éruption se fait, en général, un peu plus tôt ; les pustules sont un peu moins ombiliquées que chez l'enfant ; l'arête du bouton est moins saillante ; sa couleur nacrée est d'un reflet moins brillant; l'aréole inflammatoire est et plus grande et moins bien circonscrite : elle va quelquefois jusqu'à l'érysipèle.

Quant aux symptômes généraux, la fièvre vaccinale est plus prononcée, se prolonge davantage; l'engorgement des aisselles, le malaise fatiguent beaucoup plus les vaccinés-adultes.

VACCINE DES REVACCINÉS

Nous suivrons, dans la description de la vaccine des revaccinés, la même marche que celle que nous avons suivie dans le tableau que nous avons donné de la vaccine chez les enfants. Nous étudierons les effets du virus vaccin chez les revaccinés depuis l'instant de l'inoculation jusqu'à la chûte des croûtes, jusqu'à la constatation des cicatrices.

Nous faisons observer, d'une manière toute particulière, que nous mettons ici de côté toutes les revaccinations douteuses, même celles que l'on pourrait, à la rigueur, classer parmi les revaccinations affirmatives. Nous n'admettons dans notre cadre que les observations parfaitement caractéristiques, d'après nos appréciations, de la vraie vaccine et qui ne laissent aucun doute sur leur vertu préservatrice. Nous pensons que les revaccinations que nous appelons irréprochables ne peuvent être obtenues que chez les vaccinés qui sont retombés entièrement dans l'aptitude vaccino-variolique.

Le premier, le second jour de l'opération, les piqûres ne donnent presque aucun signe de vie.

Le troisième jour, on constate une légère rougeur, on sent au doigt un petit tubercule qui annonce au vaccinateur qu'un travail d'incubation vaccinale se fait dans l'économie.

Le quatrième jour, le petit bouton et la rougeur sont plus sensibles.

Le cinquième jour, le bouton cesse de se développer en pointe, s'élargit, s'*ombilique*. L'enfoncement central est moins bien prononcé que chez l'enfant. L'arête qui encadre sa circonférence est moins saillante. La couleur de la pustule est d'un nacré un peu moins brillant. Le cercle inflammatoire est d'un rouge un peu plus foncé, mais moins bien limité.

Le sixième, le septième jour, la pustule prend son plus grand développement; la fièvre se déclare.

Le huitième jour, l'aréole en s'étendant va *quelquefois* jusqu'à une inflammation érysipèlateuse, très pénible pour le revacciné. La fièvre devient plus intense. Les glandes des aisselles s'engorgent davantage et cette tuméfaction est douloureuse et très gênante. Le revacciné se plaint de pesanteur dans les bras, de céphalalgie, d'insomnie, d'inappétence, de malaise général. Nous en avons vus qui étaient obligés de garder leur chambre et même leur lit pendant les 24, les 30 heures.

Le neuvième jour, en général, toute fièvre cesse. L'inflammation de l'aréole diminue ainsi que l'engorgement des glandes axillaires. La pustule brunit. Le liquide vaccin a perdu sa transparence, il est louche.

Le dixième jour, l'aréole inflammatoire prend une couleur jaune très foncée, elle se retrécit.

Le onzième, le douzième jour, la pustule s'est changée en une croûte brunâtre. Tout signe d'inflammation disparaît.

Du seizième au vingt-et-unième jour, la croûte tombe et laisse une cicatrice *caractéristique*, elle est arrondie, un peu moins profonde, les points noirs sont un peu moins en relief que dans la cicatrice d'enfant.

En plaçant le tableau de la revaccination à côté du tableau de la vaccination chez les enfants ; en comparant les caractères locaux, les symptômes généraux, un par un, jour par jour, on observe :

Différences dans la constitution des pustules : Dans la vaccine supplémentaire comme chez les adultes, les boutons apparaissent, en général, de douze à vingt-quatre heures plus tôt que n'apparaissent les boutons d'enfant. Les croûtes tombent de deux à quatre jours plus tôt. Le blanc nacré est un peu moins brillant ; le point ombiliqué et l'arête sont un peu moins saillants. D'un autre côté l'aréole est moins bien circonscrite, mais plus étendue. Si on pique le bouton en temps opportun, le liquide est aussi limpide, aussi visqueux, aussi *caractéristique* que le virus vaccin d'enfant ; seulement il est moins abondant. Lorsque l'on ouvre avec la lancette le bouton d'un revacciné au 5me, 6me, 7me jour de l'inoculation, on constate que le virus vaccin sort très lentement, par gouttelettes, comme chez l'enfant. Si on dissèque la pustule, on observe une construction aussi évidemment cellulaire ; l'intérieur est divisé par une foule de petites cloisons comme dans le fruit d'une grenade.

Nous ne parlons point de la grandeur des boutons du revacciné comparativement aux boutons d'enfant. Nous avons noté des pustules plus grandes comme des pustules plus petites. Cette circonstance est de peu d'importance. Est-ce que le cow-pox naturel inoculé à un enfant donne des boutons plus larges à la première reproduction qu'à celles qui suivent ? L'observation a prouvé le contraire. D'ailleurs sur le *même* enfant, sur le *même* bras, on constate souvent des différences dans la grandeur des boutons.

Nous avons soumis les *deux* virus à l'examen de la loupe, du microscope, à l'analyse chimique.

Nous avons *apprécié* et la même constitution physique et les mêmes éléments chimiques.

Différences dans les symptômes généraux : la fièvre chez le revacciné est plus prononcée, la réaction est bien plus sensible. L'engorgement des aisselles, la céphalalgie, le malaise général sont plus intenses, beaucoup plus fatigants. En dehors de l'inoculation, des témoignages des pustules, la mère ne se douterait pas quelquefois que son enfant soit sous l'influence vaccinale.

En résumé il n'y a point de différence *essentielle* entre l'action du virus sur le revacciné et sur l'enfant. L'influence des âges fait *seule* les différences qui existent et qui ne modifient nullement les propriétés du virus vaccin.

Quelles conclusions peut-on tirer, à *priori,* de la ressemblance et des différences des deux vaccines?

En théorie et avant toute observation pratique, le virus vaccin de revacciné, tel que nous venons de l'étudier, est-il aussi actif, aussi préservateur que le virus vaccin d'enfant? Ou bien le vaccin d'enfant a-t-il des propriétés et une vertu telles qu'il faille l'employer de préférence et même exclusivement ?

Pour nous, avant les nombreuses expériences auxquelles nous nous sommes livré et que nous allons soumettre aux appréciations de nos lecteurs, nous n'avons admis que cette seule conclusion : les revaccinés sont, il est vrai, plus sensibles à la vaccine que les enfants; le virus vaccin agit plus profondément dans leur organisation, mais donne des pustules qui, malgré de légères nuances dues à l'âge des individus, contiennent un virus que la physique et la chimie disent être le *même*; il est infiniment *probable* que les deux virus contiennent un *même* germe et produisent les *mêmes* effets.

Ce qu'il y a de plus heureux en médecine c'est que l'observation donne droit à la théorie, et que le raisonnement et l'expérience soient d'accord pour consacrer la vérité d'une doctrine.

Voyons si dans la question qui nous occupe nous trouvons réunis ces deux éléments de conviction.

Dans nos recherches expérimentales , nous avons poursuivi la vérité de deux faits qui résument toutes les difficultés, et qui seuls peuvent donner la solution du problème.

Le virus vaccin de revacciné produit-il chez l'enfant, chez l'adulte, chez le vacciné les mêmes effets *immédiats*, les mêmes effets *préservateurs ?*

C'est dans le mois d'avril 1841 que nous avons employé, pour la première fois, dans nos vaccinations, le virus vaccin de revacciné. Nos dernières observations datent de quelques jours.

Nous le disons franchement, nous sommes beaucoup plus difficile dans le choix des boutons des revaccinés ; nous sommes beaucoup plus exigeants pour l'âge du virus vaccin de vaccine supplémentaire que nous le sommes dans nos vaccinations et dans nos revaccinations, pour le vaccin d'enfant. Aussi nous choisissons , avec la plus scrupuleuse attention , parmi les boutons caractéristiques d'une bonne vaccine les boutons les *plus irréprochables.* Nous employons le virus de revacciné le *plus jeune* possible.

Nous pensons que ces deux conditions réunies ont contribué beaucoup aux très beaux résultats que nous avons obtenus.

CHAPITRE TROISIÈME.

Effets immédiats du virus vaccin de revacciné.

Nous avons classé toutes nos obervations en trois caté-
gories. Notre premier tableau est le contrôle mathématique
des résultats obtenus chez les enfants avec du virus vaccin
de revacciné. Le second tableau est consacré aux vaccinations d'adultes. Dans le troisième tableau sont consignées
toutes les expériences de vaccine secondaire chez les revaccinés.

Nous ne mentionnerons même pas les inoculations que
nous avons pratiquées avec du virus de vaccine de revacciné, et que nous n'avons pu vérifier.

PREMIER TABLEAU.

Enfants vaccinés sur les deux bras avec du virus vaccin
de revacciné.............................. 187
      Succès complets.................... 183
      Insuccès complets.................. 4
Enfants vaccinés avec du vaccin de revacciné sur le
bras droit, et avec du virus-vaccin d'enfant sur le bras
gauche 179
      Succès complets sur chaque bras........ 176
      Insuccès complets sur chaque bras...... 3
Sur 337 piqûres sur le bras droit..... 287 boutons.
Sur 337 piqûres sur le bras gauche... 295 boutons.

Si nous donnons le nombre des boutons par rapport aux piqûres, c'est uniquement pour compléter nos observations, nous n'ajoutons aucune importance au nombre des boutons relativement au nombre des piqûres, dans la question qui nous occupe. Nous l'avons dit dans nos *études sur la revaccination*, le nombre des boutons ne certifie point, en général, l'énergie du virus vaccin que l'on emploie. Il constate, suivant nous, les différents degrés d'aptitude vaccinale chez les sujets vaccinés, comme le nombre des boutons témoigne, non l'énergie du virus varioleux, mais les différents degrès d'aptitude variolique chez les individus atteints de la petite vérole.

Au contraire nous accordons un grand intérêt aux expériences faites des deux virus sur le même sujet.

Tous les vaccinateurs savent et ont constaté dans leur pratique qu'il y a des constitutions d'une grande aptitude vaccinale, des constitutions qui en ont moins et des tempéraments réfractaires. Si vous expérimentez vos deux virus sur deux sujets et séparément, qu'arrivera-t-il, ou du moins que pourra-t-il arriver ? C'est que vous obtiendrez ou vous pourrez obtenir des résultats opposés. Et qu'en concluerez-vous... ? Vous vaccinez avec du virus vaccin d'enfant un individu rebelle à toute inoculation vaccinale, un revacciné complètement satisfait par une première vaccine. Le résultat est nécessairement négatif. D'un autre côté, vous vaccinez, vous revaccinez avec du virus vaccin de vaccine supplémentaire, des idiosyncrasies vaccino-varioliques et vous avez de magnifiques boutons. Concluerez-vous de vos observations que le virus vaccin de revacciné est meilleur ? Non, et vous aurez raison. Nous disons donc qu'il est très utile, nécessaire, d'éprouver les deux virus, quand on les a à sa disposition, sur le même sujet, pour obtenir la plus grande certitude.

DEUXIÈME TABLEAU.

Adultes vaccinés avec du virus vaccin de revacciné sur
les deux bras............................... 37

  Succès complets..................... 34

  Insuccès complets................... 3

Adultes vaccinés avec du virus vaccin de revacciné sur
le bras droit, avec du virus vaccin d'enfant sur le bras
gauche................................... 41

  Succès complets sur chaque bras.......... 39

  Insuccès complets sur chaque bras....... 2

Sur 123 piqûres sur le bras droit..... 99 boutons.

Sur 123 piqûres sur le bras gauche... 98 boutons.

Chez l'adulte comme chez l'enfant, les deux virus nous
ont donné et la même éruption et la même réaction vaccinale. Bien des fois, si nous n'avions consulté nos registres,
il nous eut été impossible de contrôler nos *deux* vaccinations
chez le même individu.

TROISIÈME TABLEAU.

Revaccinés avec du virus vaccin de vaccine secondaire
sur les deux bras......................... 1254

  Succès complets.................... 329

  Insuccès complets et fausses vaccines... 925

Revaccinés avec du virus vaccin de vaccine secondaire
sur le bras droit et de virus vaccin d'enfant sur le bras
gauche................................... 149

  Succès complets sur chaque bras........ 49

  Insuccès complets sur chaque bras et faus-

  ses vaccines........................ 100

Sur 447 piqûres au bras droit...... 319 boutons.

Sur 447 piqûres au bras gauche.... 315 boutons.

Nous regrettons vivement de n'avoir point expérimenté un plus grand nombre de fois les deux virus chez nos revaccinés, aux deux bras. Mais nous avons été dans l'impossibilité d'avoir toujours à notre disposition des enfants. Les mères de famille éprouvent une grande répugnance à nous apporter leurs enfants aux casernes, à l'hôpital et aux prisons. C'est dans ces trois établissements que nous avons fait, en général, nos expériences.

Nous devons constater ici un fait fort important, c'est que, dans le relevé *général* de nos revaccinations pendant notre longue pratique, nous avons obtenu, comparativement, autant de succès avec le virus vaccin de revacciné qu'avec le virus d'enfant.

Malgré les excellents résultats que nous avons obtenus avec notre procédé de conservation de virus vaccin (*), nous n'avons jamais employé dans nos expériences le virus vaccin *conservé*.

Quoique les observations des deux virus chez le même individu revacciné eussent pu être plus nombreuses, il ne ressort pas moins des faits constatés dans notre troisième tableau que le virus vaccin de vaccine supplémentaire est aussi actif chez les vaccinés que le virus d'enfant.

Après les observations consignées dans les trois tableaux que nous venons de mettre sous les yeux de nos lecteurs, nous avons le droit de conclure que le virus vaccin de revacciné pris sur des boutons irréprochables, produit les mêmes effets *immédiats* que produit le virus vaccin d'enfant, chez les enfants, chez les adultes et chez les vaccinés.

Un de nos honorables confrères et ami, M. Godot, médecin aide-major, à qui nous avions communiqué nos

(*) *Nouveau procédé de conservation du virus vaccin.* — Février 1855.

idées et nos études expérimentales sur l'identité du virus
vaccin d'enfant et de revacciné, a bien voulu nous donner
connaissance du rapport qu'il vient d'adresser au conseil
de santé des armées, sur les revaccinations qu'il a pratiquées, cette année, sur les hommes du 3me bataillon
du 92me de ligne en garnison à Albi.

M. Godot a obtenu un grand nombre de résultats affirmatifs. Presque tous les soldats ont été revaccinés avec du
vaccin de revacciné.

Quant aux expériences qu'il a faites sur les effets du
virus d'enfant comparés aux effets du virus secondaire,
elles sont peu nombreuses, à cause de l'impossibilité où
il s'est trouvé d'avoir des boutons d'enfant.

Nous constatons, sans rien conclure en notre faveur,
qu'il a obtenu quelques résultats affirmatifs de plus avec
le virus vaccin de revacciné.

Notre confrère donne, dans son très intéressant rapport,
le tableau suivant de ses expériences sur les deux virus :

Militaires revaccinés avec du vaccin d'enfant.	Succès............	25
	Fausses vaccines...	23
	Insuccès..........	20
	TOTAL..........	68

Militaires vaccinés avec du vaccin de revacciné.	Succès............	33
	Fausses vaccines...	16
	Insuccès.........	19
	TOTAL........	68

M. Godot, observateur aussi zélé que consciencieux,
dit à la fin de son mémoire : « Le virus vaccin d'adulte,
» de revacciné, puisé à une bonne source, c'est-à-dire dans
» des pustules de bonne vaccine, est tout aussi pur, tout
» aussi actif, tout aussi bon que le vaccin d'enfant ; il

» produit les mêmes effets, détermine les mêmes résultats
» et jouit des mêmes propriétés, en un mot ces deux virus
» sont d'une *identité complète*. Si on obtient des résultats
» différents lorsque l'on inocule, en temps opportun, le
» virus vaccin pris dans des pustules de bonne vaccine,
» il faut les attribuer aux dispositions spéciales, aux
» idiosyncrasies des sujets soumis aux inoculations, tout
» en accordant une certaine part aux agents modificateurs
» dépendants de la constitution médicale régnante »

En 1857 nous avons revacciné avec notre honorable
confrère, M. le docteur Azais, aide-major au 92me régiment
de ligne, le premier bataillon, en détachement dans notre
ville, sur l'ordre officiel que M. Michel Levy, inspecteur
du service de santé des armées, voulut bien donner sur
notre prière, au commandant de place, le 3 juillet de la
même année. Nous avons fait connaître les magnifiques
résultats que nous avons obtenus, dans un mémoire que
nous avons adressé à l'institut et à l'académie impériale
de médecine, intitulé : *Épidémie de petite vérole à Albi,*
revaccination du premier bataillon de 92me de ligne, inviola-
bilité de la revaccination. Presque toutes ces revaccinations
furent pratiquées avec du virus vaccin de revacciné et
eurent pour résultat plus d'un tiers de succès.

Ceux de nos confrères et les sages-femmes à qui nous
avons adressé du virus vaccin de revacciné, avec prière
de nous faire connaître les résultats obtenus, ont été très
satisfaits de son emploi.

Les limites de notre travail ne nous permettent point
de mettre sous les yeux de nos lecteurs notre correspon-
dance à ce sujet. Nous nous contenterons de leur signaler
une seule observation qui offre un double intérêt.

Le 18 janvier de cette année nous avions utilisé, avec notre honorable confrère M. le docteur Seguin, les deux derniers tubes de virus vaccin, conservé entre deux colonnes d'huile d'olive vierge, que nous avions à notre disposition, pour revacciner les religieuses du Mont-Carmel d'Albi ; la petite vérole avait pénétré dans cette sainte maison ; à la même époque la dame Bories, sage-femme, à Alban, nous suppliait de lui envoyer immédiatement du virus vaccin, la variole s'étant déclarée dans son canton. Faute de virus vaccin d'enfant, nous n'hésitâmes point à lui adresser deux doubles plaques de virus vaccin recueilli à l'instant sur les magnifiques boutons de vaccine de la sœur Rose de l'Enfant Jésus, âgée de 51 ans, et portant de nombreuses cicatrices d'une petite vérole *antécédente*.

La dame Bories, très connue par notre comité central de vaccine, pour son zèle pour la propagation de la vaccine dans son arrondissement, a eu l'extrême bonté de se rendre à Albi, pour nous faire connaître les effets qu'elle avait obtenus dans les différentes inoculations qu'elle avait opérées avec le vaccin de revacciné soit sur des enfants soit sur des adultes; elle nous a dit : « Dans ma longue pratique de la vaccination je n'ai jamais vu de plus beaux » boutons, de plus belle et de meilleure vaccine ! »

Non seulement nous espérons, mais nous sommes intimement convaincu que MM. les médecins militaires, dans la revaccination générale de l'armée qui vient d'avoir lieu, ont observé d'excellents résultats de l'emploi du virus vaccin de revacciné. Nous supplions, au nom de la science, et plus particulièrement au nom de la très-importante question qui nous occupe, le comité de santé des armées de faire connaître au monde médical les résultats constatés dans les rapports officiels de nos confrères sur les nombreuses revaccinations opérées cette année, rapports qui doivent *nécessairement* parler des propriétés du virus vaccin de vaccine secondaire, comparées avec les propriétés du virus vaccin d'enfant.

Tout, jusques ici, prouve pour nous l'identité des deux virus. Toutes les probabilités sont qu'ils offrent les mêmes garanties. Mais le rôle de l'observateur ne s'arrête pas là. Pour avoir une conviction légitime, pour formuler une doctrine, il faut savoir surtout si le virus vaccin de revacciné préserve, *également*, des atteintes de la petite vérole.

CHAPITRE QUATRIÈME.

*Le virus vaccin de vaccine supplémentaire est-il aussi préser-
vateur que le virus vaccin de première vaccine ?*

Deux ordres de preuves peuvent être invoqués pour
démontrer la vertu préservatrice du virus vaccin de revacciné : expériences directes, contre-épreuves faites par inoculation de virus d'enfant, par inoculation de virus variolu-
que : expériences indirectes que l'observation et le temps
peuvent seuls donner.

Expériences directes. Nous avons inoculé le vaccin d'enfant, le virus *régénéré*, pris sur la vache, à nos vaccinés,
à nos revaccinés avec du virus supplémentaire et nous
n'avons pas eu à noter un seul résultat affirmatif. Cette
négation est une preuve certaine, matérielle, que le virus
de revacciné est préservateur.

« Quand la vaccination secondaire échoue, l'organisation
» est satisfaite. Quand il n'y a pas place pour la vaccine,
» il n'y a pas place pour la petite vérole son équivalent. »
(*Études sur la revaccination*, page 31.)

Quand les circonstances s'y sont prêtées, quand les
mères de famille, quand nos adultes ont facilité nos expé-

rimentations, nous avons inoculé le virus variolique à nos vaccinés et revaccinés. Cette deuxième épreuve, quoique faite sur une petite échelle, est venue donner confirmation et appui à nos espérances et à nos contre-épreuves vaccinales. Il y a eu absence complète d'éruption et de toute fièvre varioliques.

A de tels faits il n'y a point d'objection possible.

Nos recherches directes ont été faites dans les premiers mois, dans les premières années qui ont suivi nos opérations avec la vaccine de revacciné. Après cinq années, suivant nos appréciations, l'aptitude vaccino-variolique *peut* renaître et alors nos expériences auraient beaucoup perdu de leur valeur démonstrative.

Expériences indirectes. Nous avons pu multiplier nos observations et de plusieurs manières, pendant la longue épidémie de petite vérole qui a régné à Albi, dans l'année 1857.

Un grand nombre de vaccinés ont eu la petite vérole. Nous sommes heureux de constater qu'un seul est mort de l'épidémie.

Nos vaccinés avec du virus vaccin de revacciné n'ont pas été plus épargnés, relativement à leur nombre, que les vaccinés avec du virus vaccin d'enfant. Mais notre prétention n'est point de donner à la vaccination avec le vaccin secondaire, plus de vertu préservatrice qu'à la vaccine première. Nous établissons seulement que le virus vaccin de revacciné n'a pas été moins préservateur que le virus d'enfant.

Nous ajoutons que dans nos très-nombreuses revaccinations pratiquées à cette époque, nous n'avons pas eu à enregistrer un plus grand nombre de résultats affirmatifs chez les sujets vaccinés une première fois avec le virus vaccin de revacciné, que chez ceux qui l'avaient été avec du virus vaccin d'enfant.

Aucun de nos revaccinés des années précédentes n'ayant été atteint par la contagion, nous constatons que les deux virus ont été inviolables pendant l'épidémie. En dehors de cette épidémie, qui a régné *six* mois, il n'est point à notre connaissance qu'*un* seul de nos vaccinés avec du virus vaccin de revacciné ait eu isolément la petite vérole.

De tous les faits qui précèdent, nous sommes en droit de conclure que le virus vaccin de revacciné préserve, comme le virus vaccin d'enfant, de la petite vérole.

Si on nous objectait que pour résoudre une question d'une si haute importance, il faudrait et un plus grand nombre d'observations et une plus longue expérience, nous répondrions : les faits *négatifs* qu'on pourrait un jour nous opposer ne détruiraient point les faits *affirmatifs* que nous avons constatés. D'un autre côté, une expérience de *dix-sept ans* peut bien compter pour quelque chose dans la pratique vaccinale.

Nous venons de le voir, l'observation a donné satisfaction à l'idée théorique que nous nous étions faite des propriétés préservatrices du virus vaccin de revacciné.

Et comment pourrait-il en être autrement ? Est-ce que le virus variolique (l'équivalent, d'après les vaccinateurs, du virus vaccin), recueilli sur la pustule d'une deuxième, d'une troisième variole, n'importe l'âge du varioleux, n'est point aussi actif, aussi meurtrier, que le virus variolique pris sur la pustule d'un sujet qui est atteint pour la première fois, sur la pustule variolique d'un enfant? Est-ce que les deux virus ne sont point de la même nature ?

Les choses ne se produisent-elles point de la même manière pour les autres virus ? Un syphilitique est complètement guéri ; il contracte une deuxième fois la maladie, malgré les assurances de la syphilisation, et la nouvelle ulcération syphilitique, sans tenir compte de l'âge du malade, est aussi fatalement contagieuse que la première. Tous les dispensaires l'affirment.

Est-ce que la gale qui attaque une deuxième, une troisième fois un même sujet, ne se communique point comme à la première invasion avec tous les éléments qui la constituent ? Est-ce que, dans les *différentes* générations sur le même individu et à des âges *différents*, l'acarus cesse d'être lui-même et perd quelque chose de ses propriétés ?

Est-ce que l'observateur ne constate pas les mêmes phénomènes dans le règne végétal, dans la reproduction des plantes et des fleurs ?

Plus l'esprit généralisateur approfondit les grandes lois qui régissent l'univers, et plus il admire la simplicité comme l'analogie des causes qui produisent toutes les merveilles de la nature.

Oui, le virus vaccin inoculé à un vacciné qui a repris toute son aptitude *vaccino-variolique* se reproduit de toutes pièces. Quels que soient les lieux où il germe, sa nature est la même. Il a la *même* constitution physique, les *mêmes* éléments chimiques, il doit avoir les *mêmes* propriétés. Si, introduit dans l'organisation, il ne se développe point, s'il meurt, c'est parce qu'il trouve une organisation rebelle et réfractaire. De même que la plus belle, comme la plus féconde des graines, se flétrit et se meurt sur un sol stérile et privé de toute puissance végétative.

D'autre part, il est évident que si vous voulez utiliser *indifféremment* tous les boutons de vos revaccinés, vous inoculerez souvent un virus faible, chétif, qui s'est développé sur un individu peu apte à la reproduction vaccinale et vous aurez alors des résultats déplorables.

Vaccinez avec un virus pris sur un bouton mal développé d'un enfant maladif, et vos vaccinations avec du virus vaccin d'enfant seront *rachitiques !*

Pour toute bonne reproduction, il faut et bon germe et bon terrain.

De notre théorie, mais surtout de notre démonstration expérimentale, nous déduisons les conclusions qui suivent :

1° Le microscope et l'analyse chimique *aident* à prouver l'identité du virus vaccin recueilli, en temps opportun, sur un bouton irréprochable de revacciné, avec le virus vaccin pris sur un bouton d'enfant ;

2° L'observation constate que le virus vaccin pris à ces deux sources produit les mêmes effets immédiats, soit locaux, soit généraux, chez les enfants, chez les adultes et chez les vaccinés. Ce fait donne les plus *grandes probabilités* sur l'identité des propriétés préservatrices des deux virus ;

3° L'expérience directe faite sur les vaccinés avec du virus supplémentaire, par inoculation de virus d'enfant, par inoculation variolique, l'observation, en temps ordinaire, en temps d'épidémie, donnent la *certitude matérielle* que le vaccin de revacciné est aussi préservateur que le vaccin d'enfant ;

4° De ces prémices, il découle tout naturellement la conclusion suprême que l'on *peut* employer, à volonté, le virus vaccin de vaccine secondaire et dans les vaccinations et dans les revaccinations ; que l'on peut et que l'on *doit* l'utiliser, en temps d'épidémie de petite vérole, dans les revaccinations de l'armée, des écoles, des établissements publics, etc., quand on n'a pas à sa disposition de virus vaccin d'enfant, et cela, avec tout autant de confiance que si l'on opérait avec du virus vaccin de première vaccine.

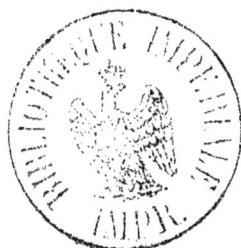

Albi, Imp. de M. Papailhiau.